漢方精神科ことはじめ

巻ノ一　柴胡剤の使い熟し

はしがき

　本書では，「漢方精神科」の診療において最も使用頻度が高いと考えられる柴胡剤の使いこなしについて解説します。本書の前半では，6つの柴胡剤（大柴胡湯・柴胡加竜骨牡蛎湯・四逆散・小柴胡湯・柴胡桂枝湯・柴胡桂枝乾姜湯）の方意や鑑別について，伝統医学的な視点と精神医学的な視点とを織り交ぜつつ，各方剤を順に掘り下げていきます。さらに後半では，神経症圏を中心とした10症例を提示し，典型的な症例から始めて，非典型的な症例や複雑な経過の症例も学ぶことができるように構成し，さまざまな臨床場面を紹介しています。それらの症例を通じて，柴胡剤の使いこなしを実践的に学ぶことができるように，症候の解釈や方剤の鑑別に重きを置いて詳述しました。また，本書においては，精神療法をどのような観点からどのようにして実施するのかということについても具体的に言及しています。手前みそではありますが，精神科臨床の中に漢方医学的な方法論をどのように持ち込み，精神医学的所見をどのように漢方医学的に解釈していくのかを具体的に論述したところや，漢方診療における精神療法のあり方にも踏み込んだところは，とりわけ類を見ない内容となっています。

　本書は，一般精神科医が漢方医学を新たに学ぶという立場よりも，漢方医家が精神医学領域をどのように理解しつつ臨床を実践していくかという立場をより意識して製作いたしました。そのため，漢方初心者の読者には，特に前半の方剤解説の内容が難しく感じられるかもしれません。そ

こで，漢方初心者の読者におかれましては，後半の症例を先にお読みいただき，症例の中での漢方医学的な考え方にまずは馴染んでいただき，その中で出てきた方剤や，各方剤の背景をより深く学ぶために，あとから前半の総論的な解説をお読みいただくようお勧めいたします。

平成 28 年 5 月

久永　明人

目次

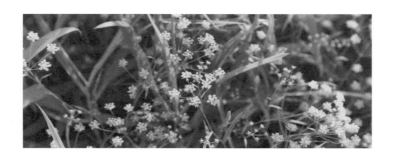

肝の病態と柴胡剤

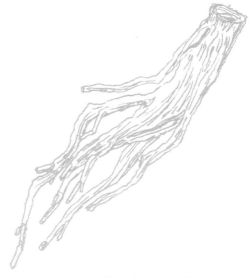

I. 精神症状と肝

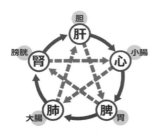

　　肝・心・脾・肺・腎の五臓の中で，ストレスによって最も障害が出やすいのは肝である。肝は情動を安定させ，筋トーヌスを保つ役割を果たしている。よって，ストレスによって肝気が昂ると，情動不安定となる。また，過緊張状態であれば筋トーヌスが慢性的に亢進しているので，それも肝の昂りの表れと解釈される。

　精神医学領域で漢方薬治療の対象となるのは，主として不安障害や身体表現性障害に伴う不安緊張状態だが，前述のように，不安緊張状態は肝気の昂りと解釈される。

　したがって，肝の病態に対する治療は，漢方精神科における基本治療として位置づけられる。

II. 柴胡剤とは

　「柴胡剤」は，広義には柴胡を配する方剤のことを指す。狭義には，柴胡と黄芩を君薬とする少陽病期の方剤群を指す。狭義の柴胡剤は，大柴胡

湯，柴胡加竜骨牡蛎湯，小柴胡湯，柴胡桂枝湯，柴胡桂枝乾姜湯の５つの方剤の他に，黄芩が配されていない四逆散も加え，６つの方剤としている。（本書では，以下，「柴胡剤」という用語を狭義の柴胡剤を指すものとして用いることとする。）

　柴胡剤は，急性熱性疾患において病変の主座が半表半裏に位置する段階である少陽病期の代表的方剤群である。慢性疾患においては，六病位での区分がしばしば不明確にはなるが，急性熱性疾患の病態に準じて解釈してみると，少陽病期にあるとされる場面が最も多いと考えられる。多くの精神障害は慢性症であり，少陽病期に位置することが多いため，ストレスの関与が顕著に現れる障害に対しては，必然的に柴胡剤を適用する頻度が高くなるであろう。

　柴胡剤は，前述のように六病位の区分で少陽病期に位置する病態において適応があるが，慢性症においては熱状から病位を類推することができない。簡便な方法として，腹診によって捕捉される胸脇苦満が少陽病期の柴胡剤の適応となる所見と解釈する。もちろん，胸脇苦満を呈していれば必ず柴胡剤を投与するという意味ではなく，あくまでも適応があるという意味である。さらに，主訴や他の症候や経過などを総合的に吟味して，肝気の昂りが病の主たる原因であると考えられた時に，柴胡剤の証だという最終診断を下す。

III. 柴胡剤の鑑別

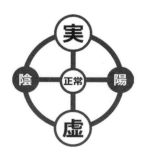

　　６つの柴胡剤は，虚実や特徴的な所見によって鑑別される。虚実は，主として腹力によって判定し，腹力が充実していれば実証，軟弱であれば虚証とする。６つの柴胡剤を実証から順に列記すると，大柴胡湯，柴胡加竜骨牡蛎湯，四逆散，小柴胡湯，柴胡桂枝湯，柴胡桂枝乾姜湯の順になる。小柴胡湯証に該当する腹力は，「腹力中等度」の定義であるため，腹力の判定を行うためには，臨床経験を積んで小柴胡湯の証における腹力を理解しておくことが必須である。

　腹力の他に鑑別の手がかりとなるのは，胸脇苦満の程度である。実証であるほど胸脇苦満は広範囲に顕著に現れ，柴胡桂枝乾姜湯の証においては，胸脇苦満はわずかにあるかないかというレベルで現れるに過ぎず，そのような微弱な胸脇苦満のことが古典的には「胸脇満微結」と称されている。その他，構成生薬から類推されることではあるが，嘔があれば半夏や生姜が，腹直筋攣急があれば芍薬もしくは芍薬と甘草が，腹動があれば竜骨や牡蛎が配合される。したがって，嘔に対しては大柴胡湯，柴胡加竜骨牡蛎湯，小柴胡湯，柴胡桂枝湯が適応となる。腹直筋攣急に対しては，大柴胡湯，四逆散，柴胡桂枝湯が適応で，四逆散の場合は腹直筋が全長にわたって太く緊張しており，柴胡桂枝湯の場合は，腹直筋の緊張が上腹部に限局していることが多いとされている。また，大柴胡湯の場合は，胸脇苦満が広範囲に及んでおり，胸脇苦満と一体化するかの如くに腹直筋攣急が現れているのが特徴的である。腹動に対しては，柴胡加竜骨牡蛎湯と柴胡桂枝乾姜湯が適応となる。腹動は，精神的な緊張とよくリンクする気逆の徴候なので，不安発作を呈する場合にはしばしば腹動が現れる。そのため，漢方精神科においては，柴胡加竜骨牡蛎湯か柴胡桂枝乾姜湯のどちらかを処方する場面が極めて多く，他の柴胡剤よりもその2方剤の使いこなしが重要と考えられる。

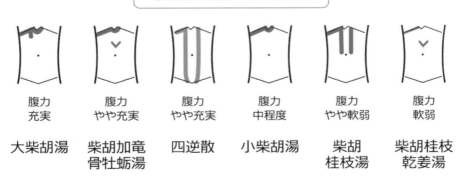

寺澤捷年『症例から学ぶ和漢診療学』より引用（著者改変）

IV. 柴胡剤の投与の実際と精神療法

　実臨床においては，前項で述べたような教科書的な鑑別の知識だけでは，なかなか柴胡剤を上手に使いこなすことができない。しかし，前項でも述べたように，柴胡加竜骨牡蛎湯と柴胡桂枝乾姜湯の2方剤がカバーする領域がかなり広いので，極論すれば，この2方剤の使い分けが適切にできるだけでも多くの症例に対処可能ということには違いない。本書では，その2方剤を中心に，実臨床でどのように所見を解釈し，どのように各種方剤の鑑別を行いながら証を立てていくのか，実際の症例を見ながら解説していく。

　さらには，実臨床で必要な対応，とりわけ精神療法のポイントについても解説する。おそらく，柴胡剤の投与を行っただけでは，実際に患者が満足して寛解が維持されるというところにまでは到達し得ないだろう。やはり，適切な精神療法がなされなければ，薬物だけですべてが解決できるということは考えにくい。しかし，漢方医学において，具体的な精神療法の方法論を論じた書物は残念ながら皆無なので，本書では，精神療法を体系的にまとめるという大風呂敷は広げられないとしても，いくつかの実践的な指針や提案を極力試みてみたいと思う。

V. 柴胡剤による副作用の管理

　漢方薬も立派な薬であるから，場合によっては副作用を生じることもある。例え随証治療を行っていても，低い確率ながら，予期せぬ副作用が現れる可能性があることは，常に肝に銘じておかなければならない。かといって，副作用を恐れて萎縮診療していたのでは意味がない。臨床に従事する上で，絶妙のバランス感覚が要求されるわけだが，漢方薬を用いるときにも，西洋薬を用いるときと同様に，想定される副作用に対する最新の知識を収集し，管理能力を培うことが望ましい。そのためには，日頃から，頻用する方剤を中心に，漢方エキス製剤の添付文書やインタビュー・フォームを熟読しておくとよい。

　柴胡剤の投与に際して，特に注意すべき主な副作用は，間質性肺炎，偽

アルドステロン症，肝機能障害の 3 つである。いずれも高い確率で出現するわけではないものの，重篤な病態に陥るおそれがあるため，常に念頭に置いておく必要がある。

i）間質性肺炎

　稀な副作用ながら，小柴胡湯が起こした間質性肺炎による死亡例が報告された黒歴史もあり，特段の注意を要する副作用である。小柴胡湯は，インターフェロン製剤投与中の患者，肝硬変および肝癌の患者，慢性肝炎で血小板数が 10 万 /mm^3 以下の患者は投与禁忌である。発熱，咳嗽，呼吸困難，肺音の異常など，間質性肺炎が疑わしい症状が現れれば，直ちに被疑薬である漢方薬の投与を中止した上で，必ず速やかに胸部 X 線検査や胸部 CT 検査などの諸検査を実施したり，呼吸器内科専門医に紹介したりするなど，早期介入を怠らないようにしなければならない。間質性肺炎は，黄芩との関連が疑われており，小柴胡湯のみならず，四逆散以外のすべての柴胡剤のエキス製剤の添付文書で注意喚起されている。しかし，病因がすべて解明されているわけではないので，黄芩を配していない四逆散の投与時にも注意しておく必要はある。

ii）偽アルドステロン症

　甘草による副作用である。したがって，甘草が配合されていない大柴胡湯，柴胡加竜骨牡蛎湯では問題とならないが，四逆散，小柴胡湯，柴胡桂枝湯，柴胡桂枝乾姜の投与の際には注意が必要である。浮腫，高血圧，脱力，低カリウム血症などの症状が現れる。浮腫については，視診でもわかるので，診察時に常に浮腫の有無や程度を視診あるいは触診して確かめることを怠らないようにすべきである。浮腫の自覚が乏しくても，下腿に靴下のゴムや模様の痕が顕著に認められることもある。甚だしい場合には顔面浮腫が現れることもある。高血圧については，診察時の血圧測定や，家庭血圧のチェックにより気づかれる。脱力は低カリウム血症に伴って自覚される。低カリウム血症は，定期的に採血を行ってチェックする以外に確かめる方法はない。浮腫，高血圧，脱力などの副作用症候が現れたときには，

必ず採血を行って血清カリウム濃度をチェックしなければならない。血清カリウム値が 2.0mEq/L 以下に低下すると，横紋筋融解症が誘発される危険性が増大するので，特段の注意を要する。また，高齢者や降圧利尿薬が併用されている場合には，偽アルドステロン症および低カリウム血症を発症する危険性が特に増大するので，定期的な血液検査による経過観察が望まれる。甘草による偽アルドステロン症は，漢方薬投与直後から顕在化するわけではなく，3週間程度経過した頃に顕在化することが多いので，投与初期のみならず，中長期的な観察を要する。もし，偽アルドステロン症を生じた場合，あるいは偽アルドステロン症が疑われた場合には，速やかに漢方薬を中止するか，甘草を含有しない方剤への変更がなされなければならない。また，偽アルドステロン症の既往がある場合には，体質的な要因も疑われるため，甘草含有方剤の連用処方を回避すべきである。

iii）肝機能障害

主として黄芩による副作用と考えられている。肝機能障害において，自覚症状が初期から現れることはないので，定期的な採血検査によって経過観察する以外に早期発見の方法はない。もし，肝機能障害を生じたり，もともとあった検査値の異常が悪化したりした場合には，柴胡剤の関与をまずは考えるべきである。その場合は，漢方薬の投与を中止したり，黄芩を含有しない方剤に変更したりするなどの介入が必要である。

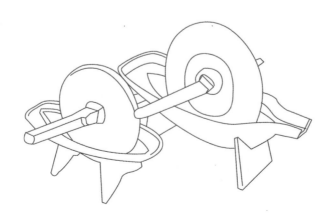

6つの柴胡剤の証を再考する

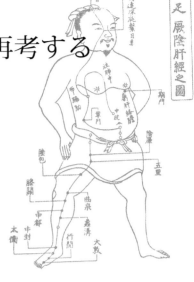

胸脇苦満の意味するところ

　腹診を行うときに，肋骨弓下の乳頭線からやや内側あたりを按圧し，抵抗・圧痛を診る。抵抗・圧痛が認められれば胸脇苦満があると判断する。

　胸脇苦満は，少陽柴胡の証と解釈されるが，気血水の病態としては瘀血の症候でもある。按圧する部位は，厥陰肝経の終点に当たる経穴である期門のところである。その部位で肝気の鬱滞を診るという意味と考えられる。

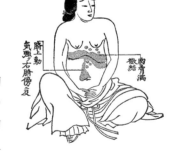

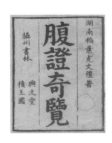

　ところが，『腹証奇覧』に描かれている図を見ると，胸脇苦満として塗られているのは肋骨弓下だけではなく，肋骨弓の上の方にまで大きく及んでいる。それには何か特別な意味があると考えなければならないだろう。

胸脇苦満というのは，診察上は腹部の徴候として捕捉されるが，実は胸部に及ぶ徴候とも考えるべきである。漢方医学的には，肝から上焦の方に鬱滞している邪気と捉えられる。要するに，腹診においては，上焦にまで充満している邪気のはみ出しを胸脇苦満として捕捉していると思うべきだろう。大柴胡湯証のような強実証であれば，上焦にも邪気がびっしりと充満しているため，肋骨弓下に邪気が大きく溢れ出してきているので，広範囲に胸脇苦満が現れると考えられる。反対に，柴胡桂枝乾姜湯証のような虚証であれば，邪気は上焦に及ぶほど甚だしくないため，肋骨弓下にはわずかにしかはみ出すことがなく，胸脇苦満はあるかないかという程度にしか捕捉されない。

　このように，柴胡剤の証においては，邪気が充満して上焦にまで及んでいる病態があると解釈すると，呼吸器疾患に柴胡剤が用いられることも理解しやすい。すなわち，柴胡剤は肝だけを想定している方剤なのではなく，肝から肺にまで及んだ病変をも去るだけの力を備えているのである。なお，十二経は厥陰肝経に終わるが，一巡した気は次に新たなサイクルとして太陰肺経から再び十二経を巡っていく。経脈から考えても，肝と肺は実は隣り合わせの関係にあり，肝に鬱滞した邪気は肺を侵すと考えられる。

　なお，柴胡剤の証が示唆される胸脇苦満は，上述のように，邪気が肝から上焦の方に波及していった病態であるのに対して，胸中に充満した邪気が項背を強ばらせ，心下から少腹にまで充満していった病態は「結胸」であり，陥胸湯類（大・小陥胸湯や大陥胸丸）の証である。胸脇苦満と結胸とでは，邪気の発生する部位や進展していく方向が異なっており，病態や経過をよく見極めて鑑別する必要がある。しかし，柴胡剤の証と陥胸湯類の証が併存することもあり，併存している場合には，柴胡剤と陥胸湯類を合方することになる。例えば，柴陥湯は小柴胡湯と小陥胸湯の合方であり，小柴胡湯証と小陥胸湯証が併存している病態に対して用いられる方剤である。

I. 柴胡桂枝乾姜湯

柴胡桂枝乾姜湯は，柴胡，黄芩，乾姜，桂皮，甘草，栝楼根，牡蛎の 7 味により構成されている。

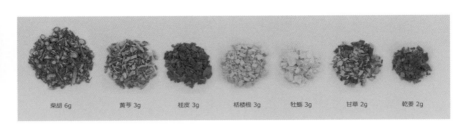

柴胡 6g　　黄芩 3g　　桂皮 3g　　栝楼根 3g　　牡蛎 3g　　甘草 2g　　乾姜 2g

原典は『傷寒論』で，「太陽病篇」に「傷寒五六日，已に汗を発し，而して復之を下し，胸脇満微結，小便利せず，渇して嘔せず，但頭汗出で，往来寒熱，心煩の者は，柴胡桂枝乾姜湯之を主る。」と述べられている。「胸脇満微結」というのは，わずかな胸脇苦満のことを指す。『傷寒論』では，熱性疾患の転変が述べられているため，「傷寒五六日」あるいは「往来寒熱」と書かれているが，慢性症に対して応用する際には，発熱が認められている必要はない。慢性症においては，胸脇満微結，小便不利，渇して嘔せず，頭汗，心煩というところにだけ着目しておけばよい。半夏や生姜は配されていないので，嘔はないのが典型的だが，時に嘔が現れていることもある。栝楼根と牡蛎の組み合わせ（栝楼牡蛎散）は渇を癒すので，典型的には渇が認められる。気の上衝が顕著なため，熱が頭に上って頭汗となるので，上半身，特に頭部に発汗が著明なときにはよい適応である。しばしば盗汗が認められることもある。桂皮と甘草の組み合わせ（桂枝甘草湯）と牡蛎が気逆を治す。6 つの柴胡剤の中で唯一乾姜が配されており，柴胡桂枝乾姜湯の証が少陽病期においても太陰病期に近い位置づけであって，陰陽中間に近いことが示唆される。しかし，あくまでも陰証ではないので，軽度の冷えが認められることがあったとしても，著しい冷えが認められることはない。牡蛎が配されているので，安神作用が発揮される。条文では「心煩」と記されていることから，動悸のような症状も想定されるが，動悸に限ら

ず不安緊張状態や不安発作が意図されていると解釈すればよい。したがって，柴胡桂枝乾姜湯は不安障害に広く用いることができる方剤である。

　柴胡桂枝乾姜湯は，6つの柴胡剤のうちで最も虚証に位置づけられる病態に適用される方剤であるから，例え腹診で腹動が認められなくても，腹力が著しく軟弱であれば，虚証の端に位置すると解して，柴胡桂枝湯ではなく柴胡桂枝乾姜湯を優先的に用いるべきである。柴胡桂枝乾姜湯は，先人たちもとりわけ多用してきた方剤であり，「困ったときの柴胡桂枝乾姜湯」と言われるほどである。判断に迷った時には，より虚証の方剤を投与するのが原則であるから，とりあえず柴胡桂枝乾姜湯を投与しておいて経過を見守ることになる。よって，柴胡桂枝乾姜湯を使いこなすことは，漢方精神科の第一歩であると考えられる。

II. 柴胡桂枝湯

　柴胡桂枝湯は，柴胡，黄芩，半夏，生姜，人参，大棗，甘草，芍薬，桂皮の9味により構成されている。

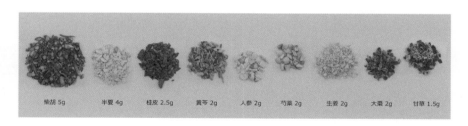

柴胡 5g　　半夏 4g　　桂皮 2.5g　　黄芩 2g　　人参 2g　　芍薬 2g　　生姜 2g　　大棗 2g　　甘草 1.5g

　その構成は，小柴胡湯に桂皮と芍薬が加えられたものであるが，方剤名の通り，小柴胡湯と桂枝湯の合方である。原典は『傷寒論』で，「太陽病篇」に「傷寒六七日，発熱微悪寒，支節煩疼，微嘔，心下支結，外証未だ去らざる者は，柴胡桂枝湯之を主る。」と述べられている。柴胡桂枝湯が小柴胡湯と桂枝湯の合方であることは，太陽病と少陽病が併存していることを意味する。すなわち，病変の主座は既に半表半裏に移っているが，太陽病の表証が残遺している状態が示唆される。「外証未だ去らざる者」というのは，そのように，表証が残っているということを表現しているので

15

ある。したがって，柴胡桂枝湯の証は，小柴胡湯の証よりも虚証であって，桂枝湯の証が重なっている病態であり，腹候においては，腹直筋攣急が現れているが，その程度は軽く，上腹部にのみ現れて四逆散の証のように全長に及ぶものではなかったり，全長に及んでいたとしても筋緊張の程度が軽かったりする。身体疾患に対しては，柴胡桂枝湯を用いる場面が稀ならずあるにもかかわらず，精神科の実臨床においては，精神障害の病態に対して柴胡桂枝湯を処方する場面はあまりなく，虚証であれば牡蛎も配合されている柴胡桂枝乾姜湯を用いる方がずっと多い。もし，腹力の低下が著しくはなく，腹直筋攣急が現れていて柴胡桂枝湯の証と考えたいにもかかわらず腹動が著明な場合には，本方に竜骨と牡蛎を加えて，柴胡桂枝湯加竜骨牡蛎として用いることがある。柴胡桂枝湯加竜骨牡蛎をエキス剤で処方したい時には，小柴胡湯エキスと桂枝加竜骨牡蛎湯エキスを併用すれば代用できる。

III. 小柴胡湯

小柴胡湯は，柴胡，黄芩，半夏，生姜，人参，大棗，甘草の7味により構成されている。

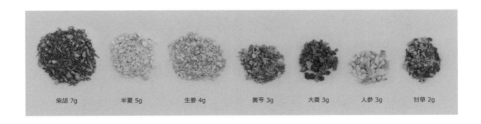

柴胡 7g　半夏 5g　生姜 4g　黄芩 3g　大棗 3g　人参 3g　甘草 2g

原典は『傷寒論』で，本方にかかわる多くの条文が記されているが，最も基本となる条文は，「太陽病篇」の「傷寒五六日，往来寒熱，胸脇苦満，黙黙として飲食を欲せず，心煩，喜嘔，或は胸中煩して嘔せず，或は渇し，或は腹中痛み，或は脇下痞鞕し，或は心下悸して小便不利し，或は渇せず身に微熱あり，或は咳する者は，小柴胡湯之を主る。」である。この条文は，少陽病を代表する小柴胡湯の正証を述べたものである。条文で「黙黙とし

て飲食を欲せず」や「心煩」などの精神症状が示唆されるような記述がなされているにもかかわらず，意外なことに，精神科の実臨床において小柴胡湯を単方で用いる機会はあまりない。なお，小柴胡湯は別名を「三禁湯」とも言う。発汗，吐，瀉下が禁じられる少陽病の代表的な方剤であることから「三禁」という名がつけられている。

IV. 四逆散

　四逆散は，柴胡，枳実，芍薬，甘草の4味により構成されており，黄芩を含まないが，古来柴胡剤の仲間とみなされている。

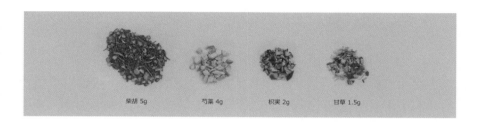

柴胡 5g　　芍薬 4g　　枳実 2g　　甘草 1.5g

　原典は『傷寒論』で，「少陰病篇」に「少陰病，其の人或は咳し，或は悸し，或は小便不利し，或は腹中痛み，或は泄利下重の者は，四逆散之を主る。」と述べられている。条文にはさまざまな症候が記されているが，実臨床においては，腹力が充実またはやや充実していて，胸脇苦満が認められ，両側腹直筋攣急が全長にわたって著明に現れていれば，四逆散の証と考えて本方を適用する。中医学では，腹診とは関係なく「肝気鬱結」の弁証がなされるときの基本方剤が四逆散とされているため多用される方剤である。また，本邦においては，折衷派の代表的医家である和田東郭が四逆散を多用したため，その流れを汲む折衷派の医家は四逆散を多用している。肝気の昂りを鎮めるのであるから，精神科の実臨床においても大いに用いられそうなものであるが，不安障害や身体表現性障害に対して，腹候から証を立てて随証治療を行っていく限り，腹直筋攣急が全長にわたって著明に認められる事例はさほど多くはないため，四逆散を適用する場面は意外にも少ない。

V. 柴胡加竜骨牡蛎湯

　柴胡加竜骨牡蛎湯の原典は『傷寒論』で、「太陽病篇」に「傷寒八九日，之を下し，胸満煩驚，小便不利，譫語，一身尽く重く，転側すべからざる者は，柴胡加竜骨牡蛎湯之を主る。」と述べられている。「煩驚」や「譫語」といった明らかに精神症状が示唆される病態が述べられているが，その内容は熱性せん妄のように読まれる。しかし，精神科の実臨床に応用する際には，せん妄のような意識障害の症状にこだわって条文を解釈する必要はなく，著明な不安緊張状態や不安発作などに対して広く適用することができる。

　構成生薬については，柴胡，黄芩，半夏，生姜，人参，大棗，茯苓，桂皮，竜骨，牡蛎の 10 味で構成されており，さらに大黄を加えることもある。

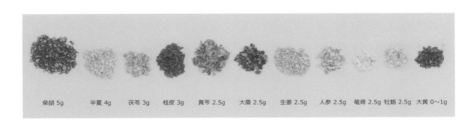

柴胡 5g　半夏 4g　茯苓 3g　桂皮 3g　黄芩 2.5g　大棗 2.5g　生姜 2.5g　人参 2.5g　竜骨 2.5g　牡蛎 2.5g　大黄 0〜1g

　しかし，原典では構成生薬に関して混乱があり，原方は消失したとされていて，上記の生薬構成の信憑性については古来疑義が呈されている。方剤名から，大柴胡湯加竜骨牡蛎，もしくは小柴胡湯加竜骨牡蛎という構成だったのではないかとも言われているが，いずれも確証はないため，現在のところは『傷寒論』の今に伝わる写本の記載にしたがって，上記の 10 味，もしくはその 10 味に大黄を加えた 11 味をもって柴胡加竜骨牡蛎湯とせざるを得ない。

　そのような構成生薬の解釈における混乱があるにもかかわらず，上記の 10 味もしくは 11 味で構成された柴胡加竜骨牡蛎湯は，精神科の実臨床において欠くべからざる位置づけにあると言えるほど，十分な効果が発揮される方剤である。竜骨と牡蛎の両方が配されている柴胡剤は柴胡加竜骨牡蛎湯のみであり，柴胡桂枝乾姜湯が漢方精神科の第一歩であるとすれば，

第二歩は間違いなく柴胡加竜骨牡蛎湯であり，本方の使い方をマスターすることは漢方精神科臨床において必須である。

　吉益東洞の『薬徴』によれば，竜骨は臍下の動を主治し，牡蛎は部位の定まらない胸腹の動を主治するとされている。その解釈に忠実に従えば，柴胡加竜骨牡蛎湯の証は，臍下悸が必須であり，臍上悸はあったりなかったりするということになる。しかし，実臨床においては，臍上悸があって臍下悸は現れていない場合もあり，極端な場合は腹動がまったく現れていないことさえもある。精神科臨床において，患者医師関係が良好に構築されていれば，診察室内では患者が極度にリラックスした状態になっていることがあり，そのような場合には，普段は出現しているはずの腹動が診察時に現れていないことさえもあると考えられる。そのため，問診で明らかな不安緊張状態の持続が確認されたり，パニック発作のような不安発作が出現したりしている場合には，たとえ診察時に腹動が捕捉されなくても腹動があるものとみなし，竜骨あるいは牡蛎を配することを積極的に検討すべきである。特に不安緊張状態や発作症状が甚だしい場合には，竜骨および牡蛎をそれぞれ最低 5g は入れ，効果が不十分であれば 10g 程度までは増量するとよい。

　大黄には，瀉下作用だけでなく駆瘀血作用もあり向精神作用もある。しかし，精神科臨床においては，便秘があれば大黄を加え，便秘がなければ大黄を去る，と割り切って単純に考えておいても実用上問題ないであろう。

　柴胡加竜骨牡蛎湯は実証の方剤であるから，腹力は充実またはやや充実の者に適用されると考えられがちである。しかし，便秘があったり，症状が甚だしかったりする場合には，それらの症候が実状と解釈されるため，腹力だけで虚実を判定することはできない。したがって，腹力が中等度以上であれば，本方の証を考慮すべきである。もし，腹力が中等度未満の場合には柴胡桂枝乾姜湯を優先すべきであるが，柴胡桂枝乾姜湯を用いてみて効果が弱い場合には，実状が強いとみなして柴胡加竜骨牡蛎湯を試してよい。

VI. 大柴胡湯

　大柴胡湯は，柴胡，黄芩，半夏，生姜，大棗，枳実，芍薬の7味，もしくはその7味に大黄を加えた8味により構成されている。

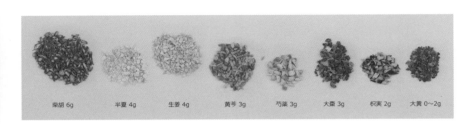

柴胡 6g　　半夏 4g　　生姜 4g　　黄芩 3g　　芍薬 3g　　大棗 3g　　枳実 2g　　大黄 0〜2g

　原典は『傷寒論』で，複数の条文が掲載されているが，最も基本となるのは「太陽病篇」にある「太陽病，十余日，反って二三之を下し，後四五日，柴胡の証仍在る者は，先ず小柴胡湯を与う。嘔止まず，心下急，鬱鬱微煩の者は，未だ解せずと為す也，大柴胡湯を与えて，之を下せば則ち癒ゆ。」である。この条文は，大柴胡湯の証においては小柴胡湯の証よりも症状が甚だしく，少陽病から陽明病に移行しつつある病態であることを示唆している。また，「大柴胡湯を与えて，之を下せば」と書かれていることから，大黄が加えられた8味で用いるのが本来と考えてよさそうである。わざわざ大黄を去して7味で用いる場合には，本来の大柴胡湯よりは虚証寄りの病位であって，効果が異なることを想定し，「大柴胡湯去大黄」と記して区別しておく方がよいだろう。

　大柴胡湯は，柴胡剤の中でも最も実状が強い病態に対する方剤であり，脾は虚していないため，人参は配されていない。精神科実臨床においては，精神症状が甚だしい場合に大柴胡湯が適応となるが，条文の内容から明らかなように，その病態は激しい精神運動興奮を呈するような動的な外見ではなく，むしろ内的不穏が強い状態である。もし精神運動興奮が著しい場合には，裏実が著明であって，既に病位は陽明病にあると考えられるため，大柴胡湯ではなく大承気湯や桃核承気湯などの承気湯類を用いて強力に瀉すべきである。

　柴胡加竜骨牡蛎湯を用いるような病態でありながら，さらに病状が甚だ

しい場合には，大柴胡湯に竜骨と牡蛎を加え，大柴胡湯加竜骨牡蛎として投与してみるとよい。大黄の扱いは，柴胡加竜骨牡蛎湯と同様で，便秘があれば大黄を加え，便秘がなければ大黄を去ると単純に考えればよい。『傷寒論』の大柴胡湯の条文には，「傷寒，発熱し，汗出でて解せず，心下痞鞕し，嘔吐して下痢する者は，大柴胡湯之を主る。」と記されているものがあり，下痢している場合でも大柴胡湯が適応となり得ることが述べられてはいる。しかし，それは極めて稀な例外的病態である。したがって，下痢の場合は大柴胡湯の適応とは考えにくい。また，大柴胡湯は，去大黄としても枳実が配されている。枳実には消化管の蠕動促進作用があるので，下痢している場合には悪化させてしまうと考えられる。下痢は虚証が示唆される症候であり，強実証に対して用いるべき大柴胡湯が適応となる病態においては現れにくい症候である。もし現に下痢をしているような症例に柴胡剤を用いるのであれば，虚証に対する方剤である柴胡桂枝湯か柴胡桂枝乾姜湯，もしくは虚実中間証に対する方剤である小柴胡湯のいずれかが適応となるであろう。

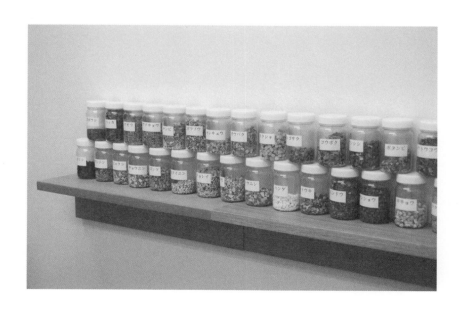

症　例

症例1

柴胡桂枝乾姜湯証の典型症例

【症例】30代後半の女性

【主　訴】頭痛，倦怠，耳鳴

【家族歴】特記事項なし

【既往歴】特記事項なし

【現病歴】X－3年に異動し，残業が多くなった。

X－1年頃から，頭痛，倦怠，耳鳴が顕著となった。

耳鳴に聴力低下を一過性ながら伴ったことから

A耳鼻科に相談したが，明らかな障害は見つからなかった。

そのため，漢方薬治療を希望し，

X年3月，Bクリニックに来院した。

【精神医学的診断】

　自覚症状は，頭痛，倦怠，耳鳴などで，それらはストレスによる疲労に起因すると考えられる身体化症状であった。自覚は乏しいが，緊張状態が持続していることがうかがわれた。しかし，仕事に過剰適応している状況ながら，本人には無理をしているという自覚があまりなかった。診察開始当初は，顔の表情が乏しく，発言も機械的であり，感情がまったく伝わらないぐらいに押し殺されていた。しかし，夫との関係を語り始めると，夫に理解してもらえず自宅でくつろげない状況であることを流涙しつつ吐

露した。仕事と自宅の往復に終始し，家庭内の悩みも誰にも相談できない
まま独りで抱え込み，感情までも押し殺すことで過剰適応してきたようで
あった。うつ病に該当する精神症状は来していなかったが，不安を自覚し
ていないなりに，緊張状態が慢性的に持続しており，どこにいても緊張し，
周囲に気を遣ってくつろげない状態で，交感神経症状が強く現れていたこ
とから，単に適応障害とは診断せず，全般性不安障害の範疇と診断した。

【漢方医学的所見】

脈　候 ： やや沈，やや弱，緊
舌　候 ： 舌辺の色調はやや暗赤紅，湿潤した白色膩苔，腫大軽度，
　　　　　歯痕軽度
腹　候 ： 腹力中等度，心下痞鞕，軽度の両側胸脇苦満（右＞左），
　　　　　心下悸（±），臍上悸，右臍傍圧痛
その他 ： 下肢の冷え，上肢は手指末端のみに冷えあり

【医案】

　脾虚は前面に出ていないようであった。舌は舌辺の色調がやや暗赤紅で
瘀血が目立ち，脈は虚証の緊脈で，腹候では腹力中等度ながら，胸脇苦満
は軽度に認められ，腹動が目立っていた。そのため，少陽病期虚証で柴胡
桂枝乾姜湯証と考えられた。鑑別としては，柴胡加竜骨牡蛎湯去大黄の証
と考えるには，本例はより虚していた。柴胡桂枝湯加竜骨牡蛎は，腹直筋
攣急がなかったため除外した。肘後方奔豚湯は，気逆と捉えられる不安発
作がなく，脾虚も顕著ではなかったため除外した。

【経過】

　柴胡桂枝乾姜湯エキス（コタロー）6g（毎食後・分3）を投与した。1
か月後に再来。服用開始後まもなく，一過性に心窩部痛が現れており，眩
眩かと思われた。疲労感，耳鳴が改善し，頭痛も頭部全体が常に痛いほど
ではなくなった。人事異動で席が替わり，近くの席の人の声が大きくて辛
く，耳栓をしているが，そのせいで聴こえがおかしいと述べた。しかし，
眩眩も現れていたことから，処方は変更せずに経過をみることとした。2
か月後に再来。諸症状が概ね消退し，冷えも自覚しなくなったが，怠薬時

と仕事が立て込んだ時に再燃していた。その後も柴胡桂枝乾姜湯を継続し，耳鳴の悪化もなく良好に経過した。

【考察】

1）漢方薬治療を選択したことの妥当性

　本例は，精神医学的診断が全般性不安障害であった。全般性不安障害については，西洋医学的な治療エビデンスが十分に集積されていないため，漢方薬単独での治療を行うことに何ら倫理上の問題はないと考え，漢方薬のみでの治療を行うこととした。慢性的な過緊張状態によって交感神経活動の亢進がもたらされ，さまざまな身体化症状が惹起されていると考えられたが，いわゆる西洋薬には自律神経機能の改善を効能とする効果的な薬剤はない。漢方薬は，自律神経機能の改善に優れているため，本例のような全般性不安障害の症例には適していると考えられる。本例においては，柴胡桂枝乾姜湯の投与により，瞑眩も現れて，さまざまな自律神経症状を包括的に鎮めることができた上，過緊張状態そのものを緩めることができたと考えられる。

2）柴胡桂枝乾姜湯の証

　柴胡桂枝乾姜湯は，「胸脇満微結」と表現される，あるかないか明瞭ではないほどの軽度の胸脇苦満と，腹動（臍上悸・臍下悸）に注目して処方する。構成生薬からみた症状の特徴としては，桂皮と甘草を含むので気の上衝がある。また，半夏と生姜を含まないので，前述の条文にも記されている通り，嘔を伴わない。本例は，腹力が中等度であり，腹力をもって虚実の判定をするならば，本来であれば腹力が軟弱であるはずのところが典型的とは言えない。とはいえ，生活上のストレスを背景としつつ，軽度の胸脇苦満と腹動は典型的に現れていた。柴胡桂枝乾姜湯の向精神作用を担う構成生薬としては，抗ストレス作用の強い柴胡の他に，牡蛎も含まれているため，安神作用が発揮される。

3）精神療法のポイント

　過緊張が和らいで，さまざまな自律神経症状も消退することによって，患者自身に余裕が出てくるようになるので，治療を行った結果，ストレス因となった生活上の問題に改めて向き合うことができるようになり，問題点をよく理解した上での生活の改変の御膳立てになったと思われる。具体的な生活の改変については，精神療法的アプローチが必要であり，さまざまな症状が軽快するにつれて診察場面で積極的に話題にしつつ，患者の自覚と自助努力を促し，また実際になされた自助努力を見届けながら，有効な自助努力に対して，治療者が肯定的な評価を与えていく必要がある。

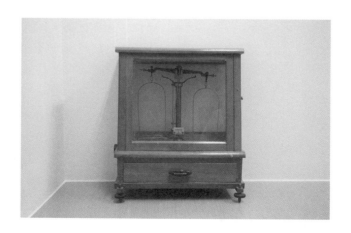

症例2

柴胡桂枝乾姜湯証の非典型症例

【症例】70 代前半の男性

【主　訴】吐き気，食欲低下，体重減少，
　　　　　急に熱くなったり寒くなったりする（本人の陳述）

【家族歴】特記事項なし

【既往歴】高血圧症で近医内科通院中，胃癌術後

【現病歴】X − 2 年夏に胃癌のため A 病院外科で遠位胃切除術を受けた。
　　　　　X − 1 年頃から，腹部不快感，腹痛，食欲不振，胸焼けなどの
　　　　　症状が現れ，同院外科での入退院を反復したが，精査を行って
　　　　　も消化管通過障害は特に認められなかった。
　　　　　再手術の適応はないと診断され経過観察となっていたが，
　　　　　X 年 6 月，腹痛，食欲不振などの症状が悪化し，
　　　　　B 病院へ紹介され来院した。

【前医処方】
大建中湯エキス（ツムラ）7.5 g（分 3）
クエン酸モサプリド 15 mg（分 3）
酸化マグネシウム 2 g（分 3）
マレイン酸フルボキサミン 50 mg（分 2）
ブロチゾラム 0.25 mg（眠前）など

【身体所見】

身長　約 160 cm，体重　約 60 kg

発熱なし

【主要症候】

1）嘔気，食欲低下

朝に強く，昼夕には軽減する日内変動があったが，うつ病らしい気分の障害は認められなかった。

2）体重減少

食事摂取不良のため，2週間で 7kg 減少した。

3）体が熱くなったり寒くなったりする，急にべっとりと汗をかく，盗汗あり

腰から下に発汗しやすかった。1日に何回も着替えをしていた。盗汗は毎晩あった。

4）易疲労感

長時間起きていることもできなかった。診察時は，ストレッチャーで搬送され，頭を持ち上げるだけでも嘔気がしていたため，ストレッチャーに臥床したまま，頭も上げられず，首だけを少し傾けて目線を合わせて会話した。診察終了後は，そのままストレッチャーで帰っていった。

【漢方医学的所見】

〔自覚症状〕

四肢の冷えはない，腹部の発汗なし，自汗なし（診察時）

〔他覚所見〕

脈　候　：　浮沈中間，虚実中間，やや大，緊

舌　候　：　色調は暗赤色，舌質は湿潤，鏡面舌に近いが地図状舌，
　　　　　　やや腫大

腹　　候　：　腹力は極めて軟弱，上腹部や臍周辺では軽い圧迫でも嘔気を催す，両側に強い胸脇苦満，右臍傍と臍下の圧痛，小腹不仁，正中には開腹手術の瘢痕あり

その他　：　四肢厥冷はない

【診断】

精神医学的診断：身体表現性障害

漢方医学的診断：柴胡桂枝乾姜湯証

【経過】

　大建中湯エキス（ツムラ）は中止とし，柴胡桂枝乾姜湯エキス（ツムラ）7.5g（分3）を投与したところ，約2週間の服用で諸症状が改善した。再診時は，自力で歩いて受診することができていた。その後は柴胡桂枝乾姜湯を長期継続し，寛解維持できていた。怠薬によって一過性に再燃していたため，柴胡桂枝乾姜湯は奏効していたと考えられる。

【考察】

1）漢方薬治療を選択したことの妥当性

　本例の精神医学的診断は身体表現性障害と考えられた。身体表現性障害は，精神科領域において対応に苦慮する，治療法の確立されていない障害である。治療薬や心理療法にかかわるエビデンスがないため，漢方薬単独での治療を選択することは妥当であり，何ら倫理上の問題はない。

2）漢方医学的考察

　本例は，胸脇苦満が強く，腹動が認められず，自覚症状として嘔があったことから，典型的な柴胡桂枝乾姜湯証とは言い難い。しかし，少陽柴胡の証がありつつ，腹力が極めて軟弱であったことから，他の柴胡剤の適応とは考えにくく，腹力を手がかりとして柴胡桂枝乾姜湯の証と考えた。その結果，柴胡桂枝乾姜湯が劇的な効果をもたらした。柴胡剤の鑑別において，本例のように極端に虚しているような場合には，柴胡桂枝乾姜湯をまず優先すべきであると考えられ，それは方剤選択に迷ったときにより虚証の方剤を選択するという原則に適った判断である。

3) 精神療法のポイント

　本例においては，苦痛を伴う症状が除去されただけで，結果的に元の社会生活に復帰することができて，胃癌に対する胃切除術こそ受けていたものの，以前と同様に健康的な生活を営むことができるようにまで回復した。患者が呈している器質的裏付けがないか，もしくは器質的裏付けが乏しい愁訴に対して，その不可解な愁訴を否定するのではなく，きちんと受容していくことが，身体表現性障害の精神医学的治療の第一歩であろう。本例でも，そのような治療者の受容に始まり，治療関係が確立されるに至った。漢方薬治療においては，身体所見を取ることに専念し，得られた身体所見のみから証を立てて処方を行うことが可能であるため，身体化症状の原因となった葛藤を云々する必要はない。したがって，漢方薬治療には，無理に葛藤を引き出すことなく，身体表現性障害の治療を円滑に行い得るというメリットがある。ただし，患者が治療に抵抗するかのごとく，漢方薬投与に対しても奇異反応を呈することもあって，必ずしも身体表現性障害に対して漢方薬を用いれば容易に治療できるというわけではない。とりあえずは，身体化症状の存在を受容しつつ，身体所見にもとづいて可能な処方を尽くす他によい方法はないかと思われる。身体化症状の成り立ちや医学的な因果関係の説明をすることに深入りせず，脈や舌や腹などの身体所見を丹念に取ること自体が精神療法的アプローチになっていると解釈しておくべきだろう。

症例
2

症例3

柴胡桂枝乾姜湯が十分に奏効しなかった真武湯証の症例

【症例】80 代後半の女性

【主訴】胸内苦悶感

【病歴】X－12 年より左胸部から心窩部にかけての苦悶感を主訴として A 病院内科に通院していた。冬に寒くなると症状が出やすかったが，胸痛は特になかった。X－7 年には心臓カテーテル検査を行ったが，冠動脈の有意な狭窄は認められなかった。X 年 1 月 1 日に主訴の胸部圧迫感が再び現れて同院に救急受診した。救急での諸検査に異常は認められなかったが，家族の強い希望で同院に入院した。同年 1 月 15 日に発作性上室性頻拍が出現したが，発作と主訴との関連は認められなかった。スルピリド，パロキセチン（20mg），エチゾラム（1.5mg）などが投与されたが，症状の軽快はなく，精神症状に対する精神科専門治療の必要性から，同院入院中の 2 月 6 日に B 病院精神科へ紹介され来院した。

【漢方医学的所見】

〔他覚所見〕脈　候：　やや浮，やや弱，渋

　　　　　　舌　候：　湿潤した微白苔（ほとんど無苔），やや淡白紅

　　　　　　腹　候：　腹力きわめて軟弱，心下痞鞕，両側胸脇苦満，臍上悸，両側臍傍圧痛，小腹不仁

〔自覚症状〕四肢の冷えとしびれ

【経過】

　柴胡桂枝乾姜湯エキス 7.5g（ツムラ）を毎食前分 3 で投与し，エチゾラムなどの筋弛緩剤は，転倒を惹起する危険性が高いため中止とした。入院による廃用性障害が重なって元気がなく臥床傾向であったのが，家族の目から見るとやや改善したものの，主訴の改善は認められなかった。2 月27 日には自宅退院したが，その後は施設の通所サービス利用を拒絶して引きこもり，家族も対応に困っていた。3 月 19 日受診時，胸内苦悶感の訴えは変わっていなかった。臥床傾向，咽乾，下痢傾向（消化不良）もあり，少陰病期と解釈されたため，真武湯エキス 7.5g（ツムラ）に加工ブシ末 1.5g（三和生薬）を加えて毎食後分 3 で投与した。投与後は主訴の胸内苦悶感が消失し，体も温かく感じられるようになって元気になり，17 週間の投薬で終診とした。その後は，担当のケアマネージャーに，悪化があれば来院を促してもらうように依頼しておいたが，再発なく元気に過ごすことができていた。

【考察】

　本例は，表面的に柴胡桂枝乾姜湯の証と考えられ，柴胡桂枝乾姜湯の投与によって他覚的な改善までは認められていたが，自覚的改善にはつながらぬまま経過していた。再診時に，冷えの見落としに気づき，真武湯証と解釈し直して真武湯を投与した結果，長年の胸部絞扼感の症状も自覚的にもきちんと消退するに至り，長期的な寛解が得られた。冷えの治療がなおざりにされていると，多少の改善が認められたとしても寛解には至らないことが学ばれた症例であった。真武湯は，原典である『傷寒論』の「太陽病篇」に「太陽病，汗を発し，汗出でて解せず，其の人仍発熱し，心下悸，頭眩，身瞤動，振振として地に僻れんと欲する者は，真武湯之を主る。」と述べられており，「心下悸」が原典に記されている。そのため，消化器症状のみならず，胸部症状が顕著であっても真武湯のよい適応となる場合があるということが，本例で改めて認識された。心下悸を去る茯苓の配合に特に意義があると解釈される。

【文献】久永明人ら：胸部圧迫感を主訴とする身体表現性自律神経機能不全に対して真武湯が著効した 1 例. 日本東洋医学雑誌 58：735-739, 2007

症例3

症例 4

柴胡桂枝乾姜湯証と誤診した症例

【症例】70代前半の女性

【主　訴】お腹の張り，頭痛とともにドキドキする，不安（本人の陳述）

【家族歴】父親は心臓病のため80代後半で他界，母親は骨盤骨折により衰
　　　　　弱したため90代前半で他界

【既往歴】胃下垂（30年以上前から），子宮下垂，骨粗鬆症

【現病歴】X－1年夏頃から不眠が現れて，頭痛や血圧上昇などの交感神
　　　　　経亢進症状も伴っていた。さらに，同年12月に感冒に罹患して
　　　　　衰弱したことを契機に動悸が顕著となり，それ以降，体力の低
　　　　　下が重なったこともあって，不安で外出がままならなくなった。
　　　　　X年2月Y日，漢方薬治療を希望し，Aクリニックに来院した。

【精神医学的診断】

全般性不安障害

【本例の特徴】

・身体化症状が顕著であった

・独居の不安も重なっており，先行きへの不安で頭がいっぱいになり，調
　子が悪いと悲観的な考えから抜け出せなくなっていた。不安な思いは現実

からかけ離れた内容に変貌してしまって取り越し苦労をしており，妄想とまでは言えない了解可能な内容ではあったが，認知に歪みがあった。
・前医処方のエチゾラムで依存が形成されていた。

【漢方医学的所見】

脈　候　：　やや浮，数，弱，やや細，緊

舌　候　：　紅舌，湿潤した黄色膩苔，軽度腫大，歯痕なし

腹　候　：　腹力極めて軟弱，心下痞鞕（軽度），
　　　　　　両側胸脇満微結（やや左に強い），
　　　　　　両側臍傍圧痛・臍下圧痛（軽度），小腹不仁

その他　：　四肢末梢の冷え，盗汗

【医案】

　少陽病期か太陰病期の虚証と考えられた。動悸があったが，真武湯証というほど寝たきりに近づいてはいなかった。気虚で盗汗などの表虚があると思えば黄耆建中湯証だが，動悸や頭痛などの血虚の症状がより前面にあって，脾虚らしい食欲低下が明らかではなく，紅舌で気の上衝も示唆されたため，柴胡桂枝乾姜湯証と考えれば無理がなかろうかと思われた。ただし，内臓下垂や腹満からは，補中益気湯や香蘇散も考えられた。

【初診時処方】

柴胡桂枝乾姜湯エキス（コタロー）6g（分3）
半夏厚朴湯エキス（JPS）7.5g（分3）
ゾルピデム（5）1錠（眠前）

【経過】

　2週間後，家族の付き添いで来院した。血圧が上がって体が浮いているみたい，動悸がする，不安，寝汗がひどい，肩がこるなど，初診時より身体化症状を執拗に訴えた。依存を起こしているエチゾラムの処方要求も強かった。盗汗が顕著で，不安緊張状態による消耗も大きかったため，補中益気湯に転方することとし，補中益気湯（クラシエ）7.5g（分2）を処方した。また，エチゾラムは筋弛緩作用が強いため，転倒の危険性が高いこ

とを説明の上，エチゾラムよりも力価の低いブロマゼパム 2mg に置換して時間をかけて漸減中止していくこととした。依存的になってきていたが，いったんは支持的にしっかり受容していく必要があると考えられたため，本人の希望に沿って週 1 回の受診とした。1 週間後，付き添いなしで来院し，動悸があって盗汗は続いているものの，血圧が下がり，食事が美味しく感じられるようになってきたと述べ，症状はいずれも以前より少しは軽いと肯定的に述べるようになっていた。「前までかかっていた先生は，動悸がすると言ったら，デパス ® しか出さなかった。」「今いる所（老人ホーム）は食事とか当番をやらないといけない。今は（できないので配慮してもらって）やめているが，そのストレスもすごくあった。」と自ら述べ，葛藤を言語化できた。さらには，「今日は何ができないと言うと落ち込むので，何ができたかいいこと探しをしている。」とも述べ，歪んでいた認知が好転してきていることもうかがわれた。翌週に予約を入れて処方継続とした。

【考察】

　本例は，初診時に柴胡桂枝乾姜湯の証の存在を重く見過ぎて，脾虚の方がより強かったことに目が向かず，補中益気湯の証であったことに気づくのが遅れたケースである。患者が依存的であったことや，デパス ® への薬物依存が既に形成されていたことに対してスマートな治療的対応が初診時に果たせなかったことも，経過に影響したと思われる。結果として，2回目の診察で仕切り直しをして，証を見直すとともに，強い不安反応を和らげるために，いったんは患者の依存性を受容し，毎週受診予約を取ることも許可することとした。そのようなアプローチを取ったことで治療関係の確立につながり，患者はむしろ医師に依存せず自立心を高めていくようになった。その背後には，補中益気湯の投与によって気が益して，気力が充実したという効果もあったと思われる。患者自身が認知の歪みに気づいて修正していく過程をしっかり聴き届けていくという診察のアプローチには，精神療法的意義があったであろう。なお，我田引水的ではあるが，漢方薬治療において，本例のように初診時に必ずしも適切な処方が果たせるとは限らないわけだが，初診時にしっかり鑑別を行っておくことにより，治療がうまくいかなかった場合でも次の一手を即座に打つことができるた

症例
4

め，動じない医師の態度が患者の不安を和らげることにもつながると思われる。したがって，初診時に鑑別方剤をきちんと挙げておいて経過を予測することや，不測の事態を生じたとしても冷静に治療の修正に取り組むことは重要である。

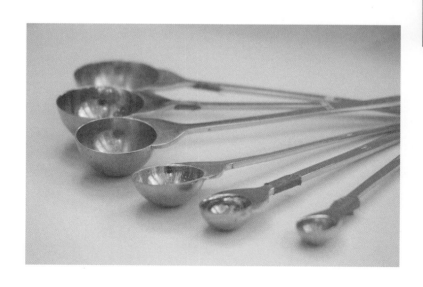

症例5

補中益気湯が奏効せず
柴胡桂枝乾姜湯が奏効した症例

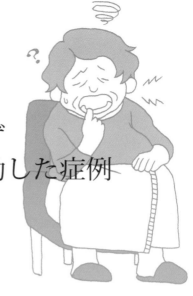

【症例】80代前半の女性

【主　訴】口が乾いて痛む，頭がぼうっとする，落ち着いて坐っていることができない（本人の陳述）

【家族歴】特記事項なし

【既往歴】70代半ば頃より高血圧症のため近医A内科に通院している。

【現病歴】X－3年「口が乾いて痛む」という口腔内違和感を主訴としてB病院和漢診療科を受診し，約1年の通院加療で軽快した。X年3月頃から口腔内違和感が再発し，頭がぼうっとする，落ち着いて坐っていることができないなどの症状も加わったため同院を再診した。地理的に遠くて通院が大変であったため，同年4月にC病院に紹介され来院した。

【漢方医学的所見】

脈　　候 ： やや数，緊，やや渋（ただし硬い脈）

舌　　候 ： やや淡白紅，乾湿中等度の白色地図状膩苔

腹　　候 ： 腹力やや軟弱，心下痞鞭，両側胸脇苦満，左臍傍・右臍下圧痛，小腹不仁

その他 ： 食欲不振，倦怠感

【経過】

　食欲不振や倦怠感が顕著であったため，補脾益気をまず考え，補中益気湯エキス（ツムラ）7.5g（分3）を処方した。投与後，食欲不振や倦怠感は速やかに改善した。しかし，口が乾いて痛むという症状は，軽快はしたものの依然として残遺していた。そのため，X年7月，補脾益気はもう不要であろうと考え，柴胡剤に転方することとした。虚証であったため，柴胡桂枝乾姜湯を投与することとして，柴胡桂枝乾姜湯エキス（ツムラ）7.5g（分3）を処方した。投与後は徐々に口腔内症状が軽快し，同年8月には，症状が完全には消失していなかったものの，気にならない程度にまで改善した。柴胡桂枝乾姜湯を長期継続し，その後は病状を維持できていた。ところが，X＋1年8月に通院中断して怠薬したところ，口の乾きと痛みが再燃した。同年12月に再来し，柴胡桂枝乾姜湯エキスを再開したところ，速やかに元のレベルにまで回復した。

【考察】

　肝気の亢進が認められていても，脾虚が顕著であれば，脾虚の治療を優先しなければならない。しかし，本例のように，補中益気湯を用いて脾虚の症状が消退しても，肝の病態の方が残遺していることがあり，その場合は柴胡剤への転方が必要となる。本例は，腹候において，柴胡桂枝乾姜湯証が示唆されるような腹動はなかったが，虚証であったことと，口乾が主訴となっていたことから，柴胡桂枝乾姜湯を選択した。その結果，口腔内症状の軽快に至った。

症例5

症例6

柴胡加竜骨牡蛎湯の証とその鑑別

【症例】30代後半の女性

【主　訴】眠りの浅さ，だるさ，疲れ，背面のこり，エネルギー代謝を上げたい（本人の陳述）

【家族歴】特記事項なし

【既往歴】特記事項なし

【現病歴】以前から頭痛もちで，ときどき頭が締めつけられるような頭痛があった。歯ぎしりや食いしばりもあった。X－3年，大地震のひどい揺れを経験したことを契機にめまいが出現するようになった。A脳神経外科でMRI検査を受けたが特に異常は認められなかった。X－2年には，立ち上がろうとして足に力が入らなくなって倒れたり，寝ていて目がぐるぐる回ったりしたため，B耳鼻科で検査を受けたが特に異常は指摘されなかった。X－1年頃からは不眠も出現した。X年初め頃，丸2日眠れずめまいがひどくなったことがあった。さらに，胸が締めつけられるように痛むこともあったため，同年5月，C心療内科を受診した。抑肝散（ツムラ）を処方されて服用し少し落ち着いたが，ニトラゼパムを飲んで翌朝起きられなくなり，こわくなって服薬を中止した。諸症状が改善しないため，同年10月中旬，Dクリニックに来院した。

【精神医学的診断】

　もともと緊張型頭痛，歯ぎしり，食いしばりなどの過緊張によると考えられる症状は長年にわたって経験されていたが，めまいや不眠は伴っていなかった。X－3年の大地震の体験を契機として，そのときを境にめまいが現れ，その後は不眠や動悸も重なった。ストレス状況としては，仕事による緊張があったが，その自覚は乏しく，過剰適応していると考えられた。過緊張や過剰適応の自覚は乏しいため，不安感などの精神症状は現れておらず，交感神経活動の亢進による身体化症状のみが出現していた。そのため，身体表現性障害の範疇と考えられた。

【漢方医学的所見】

脈　候　：　沈，やや数（変動あり），虚実中間，やや細，緊
舌　候　：　舌辺の色調はほぼ正常紅，湿潤した微白苔，腫大軽度，
　　　　　　歯痕軽度
腹　候　：　腹力わずかに軟弱，両側胸脇苦満（軽度），心下悸（±），
　　　　　　臍上悸，臍下悸，自汗傾向
その他　：　四肢の冷え，便秘

【医案】

　陰証を想起させるような冷えにかかわる所見が特に認められず，ストレスに起因すると考えられる熱性の症状が顕著であったため，陽証と判断された。腹候で認められた胸脇苦満から，少陽柴胡の証と解釈した。腹力はわずかに軟弱であったが，便秘があったため，全体としては実証であると考えられた。筋緊張の症状は血虚と解釈されるが，腹候では腹力筋攣急が認められなかったため，四逆散を除外した。大柴胡湯証と考えられるほどの強実証ではなく，腹動が臍上でも臍下でも認められていたため，竜骨と牡蛎を配合すべきと考えられ，柴胡加竜骨牡蛎湯証と診断した。

【経過】

　大黄が配合されている柴胡加竜骨牡蛎湯エキス（クラシエ）6g（朝夕食後・分2）を投与した。2週間後に再来。不眠と便秘は改善していた。他方，頭痛，肩こり，食いしばりなどの症状は残遺していた。気剤の併用を考え，

症例6

半夏厚朴湯エキス（JPS）7.5g（毎食後・分3）を併用することとした。4週間後（初診から6週間後）に再来。諸症状が消退してきていたが，肩や背中の痛みが改善していなかったため，半夏厚朴湯の効果が現れていないと考え，駆瘀血剤に変更してみることとし，桂枝茯苓丸料エキス（JPS）7.5g（毎食後・分3）を投与した。以降は寛解状態に至り，半年以上寛解維持できている。

【考察】

　本例は，四肢末梢の冷えはあったが全身的な冷えはなく，腹力がやや弱いながらも便秘が顕著であったことから，陽実証であって温補の治療より瀉下が必要であろうと考えられた。腹候や自汗傾向は柴胡桂枝乾姜湯の証のようにも思われたが，便秘や動悸の強い自覚を実状と捉え，柴胡加竜骨牡蛎湯の証とみるのが適当であろうと考えた。なお，月経と諸症状の変動がリンクしておらず，四診でも瘀血が明らかではなかったので，当初，駆瘀血剤を使うような証ではないだろうと考えられた。他方，承気湯類などを使って積極的に瀉下できるほどの強実証でもないと思われた。そこで大黄を含む柴胡加竜骨牡蛎湯を投与したところ，2週間で効果が現れ始めた。その後，半夏厚朴湯を併用したが効果がなく，肩や背中の痛みは残存したため駆瘀血剤である桂枝茯苓丸料を併用した。しかし，それらの方剤の併用前から便秘，不眠などの基礎的な症状の改善が認められていたため，柴胡加竜骨牡蛎湯単剤でも十分な効果を発揮していたと考えられた。本例は，胸脇苦満を呈する少陽病期実証の症例であり，鑑別方剤としては，大柴胡湯，柴胡加芒硝湯，四逆散が考えられた。大柴胡湯と柴胡加芒硝湯は，腹力が中等度で十分ではなかったこと，胸脇苦満が強くなかったこと，腹動が明らかであったことから除外した。四逆散は，腹直筋攣急が認められなかったことから除外した。前述のように，自汗傾向もあったことから虚証の方剤である柴胡桂枝乾姜湯も考慮はしたが，便秘や動悸が顕著であったことから虚証ではないと判断し除外した。

症例6

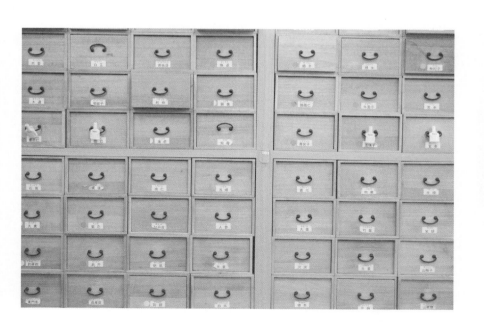

症例 7

桂枝茯苓丸証からの転変で柴胡加竜骨牡蛎湯去大黄の証を呈した症例

【症例】 40 代後半の女性

【主　訴】 ものすごくだるくなる，トイレが近くなる，お腹がすく，立ちくらみが突然くる（本人の陳述）

【家族歴】 母方祖父が喉頭癌。父が大脳皮質基底核変性症。長女は小児喘息の既往あり。長男は耳小骨奇形の既往あり。次男は Becker 型筋ジストロフィー。

【既往歴】 10 代の頃に急性虫垂炎で手術。20 代の頃に交通事故でむちうち症。40 代より気管支喘息。その他，アレルギー歴としてスギ花粉症もある（発症時期不詳）。

【現病歴】 X − 7 年頃より，排卵期から「全身がだるい」「イライラする」「ポジティヴになれない」「何をするにもやる気が出ない」といった症状が現れていたが，病院には受診しないまま経過していた。それらの症状が徐々に悪化し，「くらくらするくらい辛い」と訴えて近医 A 内科を受診したところ，収縮期血圧が 140mmHg 以上あると言われ，緊張型頭痛とも診断された。担当医の指導で体をよく動かし，生活習慣の改善を図ったが，X − 2 年頃からは，「目の前がキラキラ光ったりふらつく」ようになり，同年 10 月，改めて A 内科を受診した。その際，高血圧症と診断され，アゼニジピン（カルブロック®）の内服が開始された。その頃

症例 7

より，子育てが一段落していたため，販売業の仕事に従事する
ようになった。服薬開始後，「目のキラキラした感じ」や「ふら
つき」は改善したが，「吐き気」「トイレが近い」「お腹がすくと
手に力が入らない」「食べる量も増えた」などの症状が出現し，
それらの症状が徐々に悪化した。X年2月，B婦人科を受診し，
排卵日頃から症状が出現し，月経直前には立ちくらみがひどく
なり，月経第2日あたりに諸症状が軽快することを訴え，「月経
前症候群」と診断された。その際は，対症療法として制吐剤が
処方されたのみであったため，症状の悪化が不安になり，同年
4月，C病院精神科漢方外来を受診した。

【主要症候】

1）倦怠：ものすごくだるくて動きたくないが，仕事にも行っていて，家
事もこなしている。
2）トイレが近い：夜間は1回。出かけようと思うと3～4回行くなど，
心因性頻尿がある。
3）お腹がすく：むやみに空腹感が起こる。
4）立ちくらみ：突然起こる。
5）下肢の浮腫：痛みも伴う。
6）手のふるえ
7）イライラ，不安，否定的な訴え：気がつくと子供を叱っている。

【漢方医学的所見】

脈　候：　沈，やや数，弱，細，やや緊
舌　候：　舌辺の色調は淡白紅。舌質は湿潤した微白苔に被られていた。
　　　　　腫大，歯痕，舌裏静脈の怒脹はいずれも顕著には認められな
　　　　　かった。
腹　候：　腹力中等度，左上腹部の腹直筋攣急，心下痞鞕（著明），
　　　　　左胸脇苦満（軽度），両側臍傍・臍下の抵抗・圧痛，小腹不仁，
　　　　　下腹部正中に術創の瘢痕あり
その他：　四肢の冷え（上肢は指先のみ），便通は良好（月経前は下痢傾向），
　　　　　食べると眠くなる，腹部はガスがよくたまる

症例7

45

【医案】

　月経3日目頃から諸症状は消退していたが，排卵日頃から悪化していた。症状のない日もあったが，数日程度で排卵日となって悪化，というサイクルを繰り返していた。諸症状が40歳前後に始まって消長していたが，抑うつ症状は持続していなかったため，うつ病は否定された。精神症状は二次的であり，月経前症候群とそれに伴う心身症ないしは神経症と理解された。漢方医学的には，太陰病期虚証，どちらかというと下痢傾向で，瘀血もあったが脾虚が目立っていた。舌所見や心下痞鞕からは人参湯が考えられた。しかし，気鬱（食べると眠くなる，ガスがよくたまる）や気逆（立ちくらみ）もあり，水滞（浮腫）も背景にあったことから，半夏白朮天麻湯の証と考えられた。瘀血は脾虚を改善させてから治療すべきと思われた（先補後瀉）。

【経過1】

　まずは，半夏白朮天麻湯エキス（ツムラ）7.5g（毎食後・分3）を処方し，地理的に通院が大変なため，より近いDクリニックに転院させ，X年5月下旬に初来院した。その際は，半夏白朮天麻湯を煎剤で処方した（内容の詳細は下記参照）。7月初旬再診時，臥床することが少なくなってきており，食欲は良好だが空腹感は落ち着き，脾虚は全般的に改善してきていた。しかし，下腹部が重く，体のこりが悪化し，瘀血は悪化している様子であった。そのため，桂枝茯苓丸料エキス（JPS）7.5g（毎食後・分3）を追加併用した。その後は瘀血の改善も認められ，腹痛が消退した。しかし，両膝関節症による膝関節痛が悪化したため，半夏白朮天麻湯を中止して桂枝茯苓丸料を煎剤で処方し（次頁参照），防已黄耆湯エキス（ツムラ）7.5g（毎食後・分3）を併用した。その後，さらに片頭痛に対して呉茱萸湯エキス（ツムラ）7.5g（毎食後・分3）を追加併用し，以降は諸症状が軽快して良好に経過していた。

半夏白朮天麻湯
半夏 3g，茯苓 3g，陳皮 3g，人参 2g，生姜 0.5g，乾姜 1g，
蒼朮 3g，白朮 3g，黄耆 2g，沢瀉 2g，麦芽 2g，天麻 2g，黄柏 1g

桂枝茯苓丸料

桂皮 4g，茯苓 4g，牡丹皮 4g，芍薬 4g，桃仁 4g

【経過2】

X＋1年9月に，職場の経営が悪化したことに伴って，上司の小言が多くなり，ストレスがたまったため，蕁麻疹が現れるようになった。そのため，転職を決意し，10月中旬より別な販売業に変わったところ，嫌な上司からは解放されたものの，新しく覚えなければならないことがたくさんあって緊張の連続となり，夜も眠れなくなった。また，筋ジストロフィーの次男の受験も重なって疲労が積り，食欲が低下した。11月下旬来院時，本人が前記精神症状への治療を希望した。

【漢方医学的所見】

脈　候　：　浮沈中間，やや数，弱，緊
舌　候　：　舌辺の色調は淡白紅。舌質は湿潤した白色膩苔に被られ，腫大，
　　　　　　歯痕が著明であった。
腹　候　：　腹力やや充実，心下痞鞕，両側胸脇苦満（右＞左），
　　　　　　腹動は認められず，小腹不仁，下腹部正中に術創の瘢痕あり
その他　：　四肢の冷えは特に認められなかった。
　　　　　　便秘になったり，軽い下痢になったりしていた。

【医案】

精神医学的診断としては，適応障害と考えられた。腹候では腹動が認められなかったが，強い緊張を常に自覚していたことから，桂枝茯苓丸料を中止して柴胡加竜骨牡蛎湯去大黄に転方し，煎剤で投与した（下記参照）。

柴胡加竜骨牡蛎湯去大黄

柴胡 6g，黄芩 3g，人参 3g，茯苓 3g，半夏 5g，桂皮 3g，
大棗 4g，生姜 1g，竜骨 7g，牡蛎 7g

【経過3】

　仕事に慣れたことも手伝って，翌月には諸症状が改善し，以降は良好に経過した。X＋2年1月，十分な落ち着きが得られたため，元の治療を再開することとして煎剤を桂枝茯苓丸料に戻した。

【考察】

　本例は，長期の経過の中で，生活上のストレスフルなイベントによって適応障害が惹起された。当初は半夏白朮天麻湯で気虚や水滞を中心とした治療を行い，桂枝茯苓丸料による瘀血の治療に移行し，本治的治療を継続していた経過があった。そこにストレスが加わることで，柴胡加竜骨牡蛎湯証に転じた。柴胡加竜骨牡蛎湯（去大黄）を投与して，転変した病態に対して治療を加えることによってストレス障害が解決された後は，旧病の桂枝茯苓丸の証が残ったため元の治療に戻した。そのような転変の経過の全貌が見えるケースとしてここに提示した。精神医学的に見た適応障害の病態や経過と，漢方医学的に見た柴胡加竜骨牡蛎湯証への転変が重なっているところが興味深いと思われた。

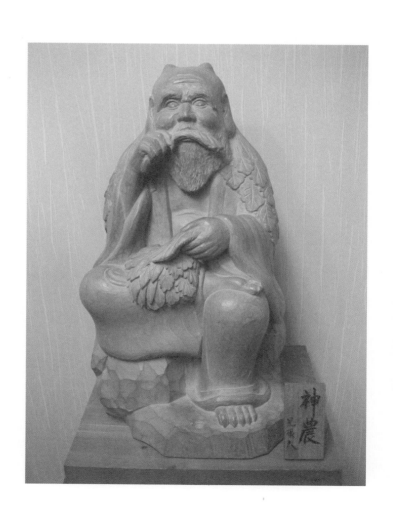

症例8

鑑別に苦慮した
柴胡加竜骨牡蛎湯証の症例

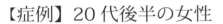

【症例】20代後半の女性

【主　訴】吐き気，頭痛，手のこわばり（本人の陳述）

【家族歴】特記事項なし

【既往歴】過敏性腸症候群（20代前半から），片頭痛（トリプタンの処方
　　　　　を受けていたこともあるが，ロキソプロフェンが効くと述べて
　　　　　おり，緊張型頭痛との併存かと思われた）

【現病歴】元々環境変化に適応するのが苦手で，慣れるのには時間がかか
　　　　　る性質であった。小学校低学年のときに，極度の緊張があると
　　　　　手のこわばりを自覚していたが，その後は長年にわたり過緊張
　　　　　の症状が消退していた。大学卒業後に就職し，3年後に異動した。
　　　　　異動後は，朝起きるべき時間に，その時間より早く目が覚めて
　　　　　ドキドキ動悸がしたり，嘔吐はしないものの嘔気がして，会社
　　　　　に近づくにつれてひどくなるという症状が現れた。さらには，
　　　　　緊張が強まると頭痛や手のこわばりもきたしていた。そのよう
　　　　　な症状が，仕事が多忙になる月末には特に悪化していた。X年
　　　　　1月，組織の変更があり，その後，上記症状がさらに悪化した
　　　　　ため，同年2月初旬，Aクリニック初診となった。なお，それ
　　　　　らの症状は，仕事が終わると消退し，仕事が休みの日には現れ
　　　　　ていなかった。

【西洋医学的現症】

身長 161 cm，体重 63 kg，BMI 24.3

血圧 130/80 mmHg，脈拍 93 bpm，体温 36.4 ℃

【漢方医学的所見】

脈　候　： 浮沈中間，やや遅，弱，弦

舌　候　： 舌辺の色調は正常紅，湿潤した微白苔，腫大（軽度），
　　　　　歯痕なし

腹　候　： 腹力やや軟弱，右上腹部腹直筋攣急，心下痞鞕，両側胸脇苦満，
　　　　　心下悸，臍上悸，臍傍・臍下圧痛

その他　： 下痢，四肢の冷え（自覚的には下肢の冷えはあまり感じない），
　　　　　不眠はない

【精神医学的診断】

転換性障害（DSM-IV-TR）

【医案】

　弦脈で胸脇苦満も呈しており，少陽柴胡の証である。やや虚証だが，柴胡桂枝湯の証に加えて腹動がある。柴胡加竜骨牡蛎湯証とみるには虚しており，下痢があるので合わない。柴胡桂枝乾姜湯証だとすると，半夏を含有しないので，嘔気があることが合わない。そのため，柴胡桂枝湯加竜骨牡蛎と考えて，エキス剤で小柴胡湯と桂枝加竜骨牡蛎湯を併用することとした。さらに，肝気の亢進に変動があるので，甘麦大棗湯を頓服で併用することとした。

【経過】

　小柴胡湯エキス 7.5g（コタロー）と桂枝加竜骨牡蛎湯エキス 7.5g（コタロー）を毎食後常用とし，甘麦大棗湯エキス 2g（コタロー）を頓服で併用とした。3月中旬再診時，甘麦大棗湯エキスはほとんど使用していなかったが，小柴胡湯エキスと桂枝加竜骨牡蛎湯エキスの併用だけで緊張が取れてきており，嘔気，手指の冷え，手指のこわばり，頭痛が改善していた。しかし，その後，4月に組織の改編があって，月末の繁忙期には一層多忙

になり，手指の冷えが再燃し，手指の末端の血色が悪くなって青く変色し，力が入らないほどになった。また，朝ドキドキと動悸がして目が覚めたり，腹痛がしたりもするようになった。甘麦大棗湯エキスも頓服していたが，症状が強すぎてそれでも間に合っていなかった。そのため，6月中旬再診時，症状が強くなっていることを実証と解釈し直し，大黄を含有していない柴胡加竜骨牡蛎湯エキス（ツムラ）を7.5gで毎食後投与とし，ボレイ末1.5g（分3）も併用することとして転方した。7月下旬再診時，手のしびれが気にならない程度に消退し，以前よりも落ち着きが得られ，月末の症状も自制範囲に落ち着いたので，処方継続として経過観察した。その後は，月初めから月の半ばにかけては症状を自覚しないので怠薬していて，月末が近づくと服薬を再開していたが，そのような服薬の仕方でも症状が十分自制範囲にとどまっていて，月末の繁忙期を乗り切ることができていた。

【考察】

　古方派においては，腹力が充実しているか軟弱であるかによって虚実を判定するのが原則である。しかし，虚実というのはそもそも病勢を表すものである。腹力の判定は，あくまでも腹力によって虚実を代表させることができるという作業仮説に過ぎず，他の症状から勘案しての修正を要する場合も少なからずある。本例のように過緊張にもとづく症状が強いということは，実状を表すものである。また，便秘も実状を表すものであり，反対に下痢は虚状を表すものである。そのような腹力以外の要因を評価し，総合的な解釈として虚実の判定を行うことが，証を見極める上で重要であるということを，本例の経過から学ぶことができるであろう。

症例8

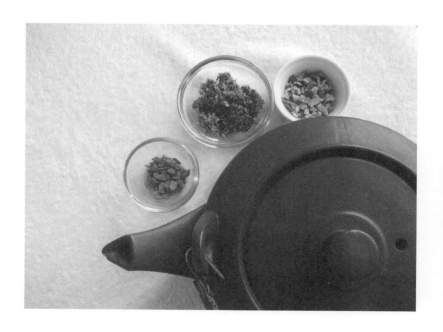

症例 9

微熱に大柴胡湯去大黄を処方した症例

【症例】50 代前半の男性

【主　訴】自律神経失調による体調不良（本人の陳述）

【家族歴】特記事項なし

【既往歴】糖尿病（他院で内服治療中）

【現病歴】X−4年夏に，めまいと冷えとしびれが現れ，両手にカイロを貼って温めないと，パソコンのキーボードも打てなくなった。A耳鼻科めまい外来を受診したが，耳鼻科的な異常は見当たらず，処方薬を1か月服用しても改善はなかった。その後，鍼灸治療を2か月ほど受けて回復した。以降は調子よく過ごせていたが，X年2月頃から，特に朝方に微熱を呈するようになり，頭痛と倦怠感を強く伴い，仕事に行ったり集中したりすることが困難となった。漢方薬局で処方を受けて服用したが，微熱が治らずに続き，随伴症状も改善しなかったため，同年4月，Bクリニックに来院した。

【西洋医学的現症】

身長 170 cm，体重 83 kg，BMI 28.7

血圧 138/100 mmHg，脈拍 104 bpm，体温 36.5 ℃

尿一般検査：特記すべき異常なし

【漢方医学的所見】

脈　候　：　沈，数，やや実，やや大，渋

舌　候　：　舌辺の色調はやや暗赤紅，乾燥した黄色膩苔，
　　　　　　腫大・歯痕は著明でない

腹　候　：　腹力充実，両側上腹部腹直筋攣急（軽度），心下痞鞕（著明），
　　　　　　左胸脇苦満，左臍傍圧痛，右臍傍・臍下圧痛（軽度），回盲部圧痛，
　　　　　　小腹急結（著明），小腹不仁

その他　：　四肢の冷えなし，便秘を自覚することはあまりない，
　　　　　　下痢が多い

【医案】

　　裏熱があって，食欲は亢進気味であったため，陽明病の特徴である「胃家実」の状態にも該当すると考えられた。しかし，白虎加人参湯証のような口渇はなく，小腹急結がありながらも桃核承気湯証らしい便秘もなく，脈は数脈で少陽病の症候であるめまいを伴うなど，陽明病として典型的な症候は呈していなかった。少陽病期から陽明病期への移行期の実証だとすれば，大柴胡湯証ではないかと考えられた。瀉下はせずに清熱を図る方針で，まず大柴胡湯去大黄を処方することとした。なお，以前に漢方薬局で処方されていた方剤は，いずれも明らかな効果がなかったようだが，補中益気湯，六君子湯，加味逍遥散など，少陽病期ないしは太陰病期の虚証の方剤であり，病位を間違っていたのではないかと思われた。

【処方】

大柴胡湯去大黄エキス（コタロー）9g（分3）

【経過】

　　約3週間後に再診。経過中，ずっと平熱を保っていた。便は軟便だったが下痢にはなっていなかった。随伴症状も自覚しなくてすむようになっていたため，大柴胡湯去大黄を継続した。

【考察】

　本例は，微熱の経過が短かったため，不明熱とまでは診断できないが，原因不明の発熱を呈していた症例である。西洋医学的には解釈しにくい内容であっても，医案で記したように，漢方医学的には現在症を素直に診ていって病態を解釈することが可能である。病態を見直すことによって，過去に処方されて効果がなかった漢方薬が，病位が違っていたために無効な処方であったらしいことも明らかとなった。本例は，下痢傾向と述べてはいたが，初診時に下痢はなかったため，腹力が充実していたことを重視して，去大黄で大柴胡湯を投与できると判断し大柴胡湯去大黄を投与したところ，軟便にはなっても下痢するほどのことはなく良好に経過した。本例はストレス性に微熱を呈していた可能性があり，微熱の原因であったストレスに対する身体の有害反応を大柴胡湯去大黄が緩和していった可能性があると思われた。西洋医学的にも，ストレスを与えるとヒート・ショック・プロテインが産生されるなど，ストレス反応と熱性反応の共通性が見出されており，漢方医学的に見直すと，ストレスは「熱」の病態を生じると解釈できる。もともと『傷寒論』は急性熱性疾患の転変を詳述した医学書であり，ストレス反応を熱性疾患の経過と重ね合わせて読み替えることによって，『傷寒論』に記された熱性疾患への対応を，ストレス性疾患への治療に応用できると考えられる。本例は，はっきりと発熱を呈していたため，前述のような『傷寒論』の解釈の仕方を理解する上で，わかりやすい症例であると思われた。

症例
9

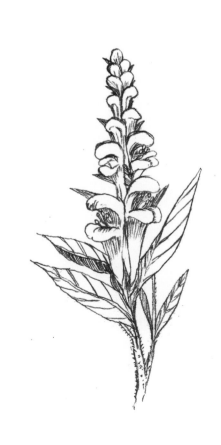

症例 10

四逆散が奏効した症例

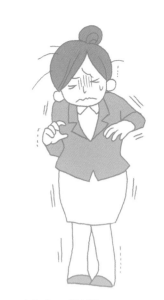

【症例】30 代前半の女性

【主　訴】冷え，むくみ，指先が冷えて真っ白になる（本人の陳述）

【家族歴】母は甲状腺機能低下症（軽症）。

【既往歴】甲状腺機能低下症（10 代後半より）

【現病歴】10 代後半に，甲状腺機能の一過性の亢進があって，甲状腺機能がその後は低下した。そのため，チラージン ® を内服するようになったが，数年来，甲状腺機能は正常化した状態で安定していた。他方，高校生の時から，電車など閉塞感の強い空間に身を置くとパニック発作を起こすようになり，「パニック障害」の診断のもとで 6 〜 7 年ほど精神科に通院した。その後，向精神薬は服用していなかった。甲状腺機能は採血検査で正常だったが，冷え，むくみ，霜焼け，爪が割れやすい，髪の毛がバサバサになる，抜け毛がひどいなどの症状が頑固に続いていたため，X 年 1 月，漢方薬治療を希望し A クリニック初診となった。

【西洋医学的現症】

身長 169 cm，体重 59 kg，BMI 20.7

血圧 108/64 mmHg，脈拍 83/ 分・整，体温 36.8 ℃

尿一般検査：特記すべき異常なし

【漢方医学的所見】

脈　候：　沈，やや実，緊

舌　候：　舌辺は淡白紅，湿潤した白色膩苔，腫大著明，歯痕著明

腹　候：　腹力やや充実，心下痞鞕（著明），両側腹直筋攣急（著明），
　　　　　右胸脇苦満（著明），左胸脇苦満（軽度），
　　　　　両側臍傍・臍下圧痛（著明）

その他：　四肢末端の冷え，食欲があまりない，胃もたれ，
　　　　　下腿浮腫（Pitting Edema），貧血，力が出ない，ドライアイ

【医案】

　少陽病期実証で，胸脇苦満が目立っており，両側腹直筋攣急が著明に認められた。腹動はなかった。四肢末端の冷え，爪が割れやすい，髪の毛がばさつく，抜け毛など，血虚の症状が著明という自覚症状と，両側腹直筋攣急が著明という他覚所見がよく合致していた。食欲低下は肝気亢進による二次的な脾の働きの低下（肝鬱脾虚）と考えられた。四肢末端の冷えは，全身的な冷えというよりも，過緊張状態が続いていることによって，交感神経活動の亢進が常態化して，末梢血管が異常に収縮してしまっていると解釈されたため，鎮静が必要と考えられたが，そのような症状も漢方医学的には肝気亢進の範疇として説明されるものである。腹候では典型的な四逆散の証と，駆瘀血剤を用いるべき瘀血の徴候が認められていたため，素直に四逆散の証と考えたが，駆瘀血剤の併用投与も検討すべきかとは思われた。

【処方】

四逆散エキス（ツムラ）7.5 g，毎食後，分3

【経過】

　四逆散を投与したところ，約2週間で落ち着きが得られ，ドライアイも治り，思ったように動けるまでに回復できていた。そのため，4週後（X年2月）の再診時には，自覚的にも「かなりよくなった感じがある」と述べていた。しかし，霜焼けや指先の浮腫が軽快していなかったため，当帰四逆加呉茱萸生姜湯エキス（コタロー）9g（分3）を併用とした。同年4

月再診時，手指の腫脹が相変わらず著明であったため，関節リウマチを疑って近くの病院にかかったが，リウマチではないと診断された，と陳述した。左手第3指，第4指，第5指のPIP関節に疼痛があり，手指の関節には発赤や腫脹は認められなかったが，手指末端に浮腫が認められていた。レイノー症状があったが，手指関節の痛みは冷やすと和らいでいたので陽証と解釈し，当帰四逆加呉茱萸生姜湯から薏苡仁湯エキス（クラシエ）6g（分2）に転方した。精神症状は寛解状態が維持されていたため，四逆散はそのまま継続とした。同年5月再診時，パニック発作のことは既に本人が忘れているほど精神的には安定していた。しかし，関節の疼痛と手指の浮腫は著変なかった。冷えが強くなっていたため，薏苡仁湯から桂枝加苓朮附湯エキス（クラシエ）7.5g（分2）に転方し，四逆散は継続とした。同年6月再診時，梅雨時にもかかわらず乾燥がひどくなり，手指の腫れも進行してきたため，桂枝加苓朮附湯は約3週間の服用後に自己判断で中止していた。ドライアイ，枯燥が現れていたため，桂枝加苓朮附湯に替えて五積散エキス（ツムラ）7.5g（分3）を処方し，四逆散は継続とした。関節痛，ドライアイ，口腔内の乾燥があったため，シェーグレン症候群などの膠原病を疑うべきと考え，本人も希望したため，内科コンサルトとした。五積散で症状の軽快はあったが，採血の結果，抗核抗体1280倍と強陽性であったため，B大学病院の膠原病内科に紹介することとなった。精神症状は，その間も四逆散で寛解維持できていた。

【考察】

1）漢方薬治療を選択したことの精神医学的な妥当性

　パニック発作が繰り返されていて，初期の段階においては状況非依存性にパニック発作が起こっていた可能性はあり，前医の「パニック障害」という診断は誤りではなかったかもしれない。しかし，病歴を聴取できた範囲では，パニック発作は状況依存性に閉鎖空間においてのみ出現しており，回避行動があって日常生活を何とか支障なく送れているような状態であったため，精神医学的には恐怖症性不安障害と診断した。恐怖症性不安障害は，向精神薬の十分なエビデンスが蓄積されていないため，漢方薬単独での治療を行うことに倫理的な問題はない。

2) 四逆散の証

　本例は，甲状腺機能低下があったときの冷えが残存していて裏寒証があるのでは，と予想されたが，身体診察を行ってみたところ，裏寒は明らかではなかった。病位は少陽病期実証で，ストレス反応としての過緊張によって，むしろ熱性反応を呈していると解釈された。しかし，一方では過緊張のために四肢末梢の循環不全が惹起されていると考えられた。全体として病態を捉えたときに過緊張状態が根底にあると考えられ，腹候において，腹力が充実していて，胸脇苦満があり，両側腹直筋が二本の棒が立っているかのように全長にわたって著明に緊張していれば，典型的な四逆散の証である。腹動は通常認められない。腹直筋攣急は，左右を問わず，どちらに認められていても，両側にあっても，左右差があっても特に云々しなくてよい。不安緊張状態は，漢方医学的に気血水の病態で血虚として捉えられる。四逆散証でみられる著明な両側腹直筋攣急は，不安緊張状態が反映されている腹候と解釈し，血虚病態を示唆する物差しのようなものと考えればよいだろう。

3) 膠原病合併の疑い

　本例は，精神医学的な問題を四逆散の投与によって解決することができたケースであるが，一方では膠原病の問題が残された。他院内科で関節リウマチの検査を受けて，関節リウマチはないと診断されていたが，経過観察していて軽快せずに悪化していた関節痛や手指の腫脹，レイノー症状，ドライアイ，口腔内乾燥などの症状を見過ごすべきではないだろう。むしろ，診察しておきながら，関節リウマチが否定されたというだけで他の膠原病を疑うこともなく放置してしまった他院内科医の責任は極めて重い，と筆者には思われた。精神科医といえども，そのような他院での診察結果を鵜呑みにすべきではないだろう。精神科医としては，膠原病の詳細な検査や診断や治療を習熟しているわけではないので，膠原病を疑うべき所見が明らかに続いているような場合は，信用できる内科医に対診を依頼したり，膠原病専門医療機関にアクセスしたりするなどの対応が必要である。本例は，例え関節リウマチが否定されても，少なくともシェーグレン症候群を疑って，膠原病の見落としがないように幅広い精査を行うべきケース

であると考えられた。また，処方した五積散はたまたま奏効していたようだが，膠原病に関しては，漢方薬だけで治療がなし得るという保証はまったくないので，漢方薬で症状が軽快していたとしても，必ず専門医による西洋医学的診断と治療を受けることは前提としておかなければならない。漢方診療を手がけていると，膠原病患者を診る機会は少なからずあるので，精神科専門医であっても，膠原病臨床の常識的なレベルの知識は持っておくことが望ましい。

症例
10

あとがき

　精神科専門医として漢方診療に従事してきて，諸先生方からしばしば「漢方精神科」の教科書を作って欲しいとのご要望をうかがっていたが，なかなか筆者自身の頭の中がまとまらず，お応えできないまま年月が経過していた。このたび，ようやく教科書の構想が具体的に見えてきたので，僭越ながら，思い切って執筆させていただいた。本書は,「漢方精神科ことはじめ」と題して，総論篇と各論篇で構成し，各論篇においては，各方剤群の使いこなしを，実臨床で筆者自身が経験した症例にもとづいて解説していくという内容で書き進めることとした。第1巻である本書では，まず柴胡剤を採り上げたが，今後は抑肝散加減，梔子豉湯類，瀉心湯類，承気湯類から参耆剤，附子・烏頭剤に至るまで，漢方精神科診療において欠かすことができないさまざまな方剤群を順次採り上げていき，数分冊のシリーズで出版していく予定である。

　本書では，漢方精神科における頻用方剤である柴胡桂枝乾姜湯と柴胡加竜骨牡蛎湯を中心に，6つの柴胡剤の鑑別や諸所見の漢方医学的解釈を実臨床に即して解説した。実臨床においては様々な個性的な病状や病歴に遭遇するため，本書で取り上げた10症例に学ぶだけで完璧とは言えないであろう。しかしながら，本書の内容が凡そ習得できるだけでも，かなりの臨床場面に自信をもって対峙できる臨床能力は養われるであろう。

　また，本書においては，漢方精神科の実臨床で，精神療

法をどのように位置づけて，実際にどのような考え方で，具体的にどのような治療を行っていくのか，その一端を提示しつつ，著者なりに試行錯誤の末に到達したところの見解を述べた。精神療法については，より個別の臨機応変な対応が要求されるため，本書だけで網羅的に言及し尽くすことは不可能であるが，少なくとも漢方精神科における精神療法の意義を問題提起することだけは果たせたのではないかと思われる。今後の課題としては，漢方精神科における精神療法の運用の体系化を，さらに思案していかねばならないであろう。

　本書の製作に当たっては，筆者の臨床経験や，筆者がこれまで各地でさせていただいた講演の経験にもとづいて，臨床上のコンセンサスと言えるであろう事柄を記載し，また学習ポイントとして望まれるであろうところを集約するようにした。そうすることによって，「漢方精神医学」という新しい学問領域と，その実践の場である「漢方精神科」なる新しい臨床領域を提唱および確立していく上での教科書として試作したつもりである。試作品ゆえに，まだまだ至らぬところが多々あろうかと思われる。筆者としては，本書を議論の土台として据え，今後，諸先生方からご批判やご意見を頂戴し，その内容を真摯に受けとめつつ，より洗練された形に仕上げていきたいと考えている。

　末筆ながら，本書の製作に当たり，出版の提案に始まり貴重な数々のご助言ならびにご支援を賜った，医療法人社団ひのき会／あかし出版代表顧問の檜山幸孝先生ならびに檜山ひとみ様ご夫妻，本書の出版に当たりデザイナーとし

てテクニカルなサポートを中心に格別のご努力を賜った Initium ／あかし出版代表の竹本夕紀様，本書に挿入する生薬写真の撮影にあたり，生薬をひとつひとつご用意くださった株式会社アイセイ薬局の皆様に，この場をお借りして心より感謝の意を表したい。

平成 28 年 5 月

久永　明人

久永 明人（ひさなが あきと）

証クリニック併設和漢診療研究所所長 / ホスピタル坂東

【略歴】

1966 年，兵庫県神戸市の生まれ。

1995 年，富山医科薬科大学（現・富山大学）医学部医学科卒業。
同附属病院神経科精神科で研修中より，寺澤捷年前教授に師事し
和漢診療学を学ぶ。

1997 年，医療法人社団和敬会谷野呉山病院（富山県富山市）勤務。

1999 年，富山赤十字病院精神科部勤務。

2000 年，医療法人社団明寿会ふるさと病院（富山県氷見市）院長。

2006 年，弘前大学医学部医学科老年科学講座助手。

2007 年，医療法人サンメディコ下田クリニック（青森県弘前市）勤務。

2008 年，千葉大学大学院医学研究院先端和漢診療学講座助教。

2009 年，筑波大学大学院人間総合科学研究科講師。

2011 年，筑波大学医学医療系臨床医学域精神医学講師（改組による所属変更）。

2013 年，医療法人社団ひのき会証クリニック併設和漢診療研究所所長。

2016 年，ホスピタル坂東こころの診療科（茨城県坂東市）勤務。現在に至る。

【資格】

精神保健指定医，日本精神神経学会専門医・指導医，日本東洋医学会専門医，日本睡眠学会認定医，日本老年精神医学会専門医・指導医，日本認知症学会専門医・指導医，精神科臨床研修指導医

【学会活動】

日本東洋医学会代議員，同編集委員会合同英文誌小委員会編集委員，同利益相反（COI）委員会委員

【著書（分担執筆）】

「うつ状態」・「不眠」：寺澤捷年（編集）『高齢者のための和漢診療学』（医学書院）

「漢方薬」：朝田隆・木之下徹（編集）『認知症の薬物療法』（新興医学出版社）

「昼夜逆転患者のケア」：山口徹・北原光夫・福井次矢（総編集）『今日の治療指針 2013 年版』（医学書院）

「F06　脳損傷，脳機能不全および身体疾患による他の精神障害」：中根允文・山内俊雄（監修）『ICD-10　精神科診断ガイドブック』（中山書店）

など多数

漢方精神科ことはじめ 巻ノ一 柴胡剤の使い熟し

2016 年 6 月 01 日 初版第 1 刷発行
2016 年 8 月 01 日 初版第 2 刷発行
2019 年 5 月 28 日 初版第 3 刷発行

著　者　久永明人
発行者　檜山幸孝
制　作　竹本夕紀（ブックデザイン・イラスト）

発行所　株式会社 あかし出版
　　　　101-0052 東京都千代田区神田小川町 3-9
　　　　http://www.akashishuppan.com
　　　　総務部　939-8073 富山県富山市大町 2 区 1-7

ISBN 978-4-908740-34-3　　Printed in Japan